Gwendal Ménard
Frédéric Grimopont

Personnes privées de liberté et essai clinique

Gwendal Ménard
Frédéric Grimopont

Personnes privées de liberté et essai clinique

Mise au point : Principes éthiques et textes législatifs

Presses Académiques Francophones

Impressum / Mentions légales

Bibliografische Information der Deutschen Nationalbibliothek: Die Deutsche Nationalbibliothek verzeichnet diese Publikation in der Deutschen Nationalbibliografie; detaillierte bibliografische Daten sind im Internet über http://dnb.d-nb.de abrufbar.
Alle in diesem Buch genannten Marken und Produktnamen unterliegen warenzeichen-, marken- oder patentrechtlichem Schutz bzw. sind Warenzeichen oder eingetragene Warenzeichen der jeweiligen Inhaber. Die Wiedergabe von Marken, Produktnamen, Gebrauchsnamen, Handelsnamen, Warenbezeichnungen u.s.w. in diesem Werk berechtigt auch ohne besondere Kennzeichnung nicht zu der Annahme, dass solche Namen im Sinne der Warenzeichen- und Markenschutzgesetzgebung als frei zu betrachten wären und daher von jedermann benutzt werden dürften.

Information bibliographique publiée par la Deutsche Nationalbibliothek: La Deutsche Nationalbibliothek inscrit cette publication à la Deutsche Nationalbibliografie; des données bibliographiques détaillées sont disponibles sur internet à l'adresse http://dnb.d-nb.de.
Toutes marques et noms de produits mentionnés dans ce livre demeurent sous la protection des marques, des marques déposées et des brevets, et sont des marques ou des marques déposées de leurs détenteurs respectifs. L'utilisation des marques, noms de produits, noms communs, noms commerciaux, descriptions de produits, etc, même sans qu'ils soient mentionnés de façon particulière dans ce livre ne signifie en aucune façon que ces noms peuvent être utilisés sans restriction à l'égard de la législation pour la protection des marques et des marques déposées et pourraient donc être utilisés par quiconque.

Coverbild / Photo de couverture: www.ingimage.com

Verlag / Editeur:
Presses Académiques Francophones
ist ein Imprint der / est une marque déposée de
OmniScriptum GmbH & Co. KG
Heinrich-Böcking-Str. 6-8, 66121 Saarbrücken, Deutschland / Allemagne
Email: info@presses-academiques.com

Herstellung: siehe letzte Seite /
Impression: voir la dernière page
ISBN: 978-3-8381-8934-5

TABLE DES MATIERES

PREAMBULE

« L'intérêt des personnes qui se prêtent à une recherche biomédicale prime toujours sur les seuls intérêts de la science et de la société »
Article L.1121-2 du Code de santé publique

Tout comme la population générale, la population carcérale vieillit. Ce vieillissement s'accompagne d'une augmentation du nombre de pathologies tumorales solides ou hématologiques traitées fréquemment par des protocoles de chimiothérapie au stade d'essai clinique. Mais, en pratique courante, il n'est jamais proposé à un patient privé de liberté de participer à un essai clinique. Les patients détenus sont ainsi exclus de principe de tout protocole d'essai, alors qu'aucune loi ne l'interdit. Au contraire, la législation européenne encourage l'équivalence des soins entre un patient privé de liberté et la population générale. Pourtant la communauté médicale semble l'ignorer et l'absence de référence bibliographique dans la littérature médicale sur le sujet prouve qu'elle ne s'y est jamais véritablement intéressée. Ce travail a donc pour but de démontrer que les patients incarcérés peuvent tout à fait être inclus, si nécessaire et sous certaines conditions simples, dans un protocole d'essai.

Qu'est ce qu'un essai clinique ? Sur quelles bases historiques se sont construites les règles de bioéthique actuelles ? Quelles sont les lois en vigueur en Europe et aux Etats-Unis régissant ces principes ? En apportant autant de réponses à toutes ces questions, il devrait être possible de préciser les éléments nécessaires à l'inclusion d'un patient privé de liberté dans un protocole d'essai clinique.

INTRODUCTION

Etat des lieux de la recherche en France

Les essais cliniques sont indispensables à l'élaboration de nouveaux traitements ou à l'amélioration de l'efficacité de ceux déjà existant. Depuis la fin de la seconde guerre mondiale et les atrocités qui y ont été commises, un certains nombre de règles puis de lois ont été mises en place afin de protéger les individus. Les essais cliniques sont donc depuis très encadrés.

Le développement d'un médicament peut durer une quinzaine d'années : de sa découverte jusqu'à sa commercialisation, son développement est divisé en 4 phases.

Phase 1

Les objectifs de cette phase sont :

- Evaluer la tolérance du nouveau médicament

- Etude pharmacocinétique (absorption, distribution métabolisme, élimination)

- Evaluation à court terme de l'absence d'effets indésirables graves

De petits effectifs de volontaires sains sont nécessaires mais ces essais peuvent également être proposés aux patients en impasse thérapeutique (ex : patients atteints de cancer).

Phase 2

L'objectif principal de cette phase est :

- Déterminer la posologie optimale aussi bien en termes d'efficacité que de tolérance

100 à 300 personnes sont nécessaires. Le développement du médicament peut s'arrêter à ce stade s'il présente une efficacité faible ou des effets indésirables graves.

Phase 3

Les objectifs de cette phase sont :

- Confirmer l'efficacité du médicament chez un individu malade.

- Comparer celle-ci à celle du traitement de référence ou à celle d'un placebo.

Phase 4

Les objectifs de cette phase sont :

- Améliorer les conditions de prescription du médicament (affiner la posologie, obtenir une meilleur compréhension de son mécanisme d'action, découvrir de nouveaux effets indésirables).

La difficulté de recrutement des patients susceptibles de recevoir le nouveau traitement est une problématique pour de nombreux laboratoires pharmaceutiques.

Depuis 2007, c'est le rôle du **CeNGEPS** (Centre national de gestion des essais de produits de santé) de recruter au mieux et au plus vite les patients [1]. C'est une association de partenaires public et privé qui a pour objectif de faciliter la coordination et la gestion des essais cliniques à promotion industrielle réalisés dans les établissements publics de santé ou dans le cadre des réseaux de soins. Son mandat a été reconduit jusqu'en 2015.

L'inclusion de patients privés de liberté dans un essai clinique est un problème complexe et bon nombre de médecins s'avèrent finalement peu enclins à les intégrer du fait des contraintes que cela impliquera ou tout simplement du fait de l'absence de connaissance des lois qui régissent ces essais.

Pourtant le serment d'Hippocrate et le code de déontologie médicale ne nous obligent- ils pas à prendre en charge tous les patients de la même manière ?

Même s'il semble sur ce sujet que l'Histoire ait dicté longtemps la conduite à tenir et que son poids au fil des années ait ensuite constitué un frein trop important à un changement de position, est-ce que les lois actuelles sur le sujet ne s'avéreraient-elles pas plus permissives que ce que la communauté médicale s'est toujours permise de croire ?

MATERIEL ET METHODE

L'approche de ce travail a essentiellement consisté à décrire quelles étaient les bases, en France, en Europe et aux Etats-Unis, de la recherche biomédicale sur les personnes privées de liberté.

Il est rapidement apparu que celle-ci ne semblait régie que par des textes législatifs, parfois peu explicites, et qu'elle reposait sur des principes éthiques difficilement appliqués ou applicables en milieu carcéral.

En effet, il s'est avéré difficile de pouvoir s'appuyer sur la moindre référence bibliographique traitant du sujet dans la littérature médicale, les acteurs médicaux de la recherche apparaissant finalement peu concernés par la spécificité de la médecine pénitentiaire.

Par conséquent, il a été décidé de remonter aux principes historiques des essais cliniques sur les patients privés de liberté afin de comprendre pourquoi ceux-ci étaient exclus quasi systématiquement des protocoles d'essai, puis de procéder à un état des lieux législatif sur le sujet par la réalisation d'une revue de littérature de droit français et européen.

Enfin, la discussion aura pour objectif de réussir à définir, tout en respectant le cadre législatif, des possibilités éventuelles d'inclusion de patients incarcérés dans des protocoles d'essai clinique. Il en sera défini les modalités mais également les limites.

CHAPITRE 1 : CADRE ETHIQUE ET HISTORIQUE

I. Bases historiques en Europe

1. Le poids de l'histoire, le code de Nuremberg

L'Histoire regorge d'exemples où les détenus ont été utilisés afin de tester des traitements ou des actes médico-chirurgicaux. On peut citer l'un des plus connus d'entre eux : Ambroise Paré, chirurgien ordinaire du roi appelé au chevet d'Henri II se mourant, un éclat de lance enfoncé dans l'orbite gauche. Avant de sonder la plaie avec ses instruments, le chirurgien a eu besoin de connaître sa forme et sa direction. Il décida alors d'organiser une reconstitution avec de vraies têtes fraîchement coupées. Rien de plus facile à cette époque. Aussitôt, quatre détenus de la prison du Châtelet furent décapités et des éclats de bois furent fichés de force dans les quatre têtes avant qu'elles ne soient sciées en deux.

Ce genre de pratique sur les prisonniers a probablement été exercée occasionnellement tout au long des siècles mais jamais de manière aussi répétée et aussi atroce que les médecins nazis ne l'ont fait durant la seconde guerre mondiale.

Les premiers camps de concentration ont été libérés par les soviétiques dès l'été 1944. L'armée rouge libéra Auschwitz en janvier 1945 et du côté du front de l'ouest, la plupart des camps ont été libérés en avril 1945. Leur libération a permis d'exposer au grand jour les expérimentations médicales ou pseudo médicales qui y ont été pratiquées sur l'être humain. Dans de nombreux camps, des expérimentations ont été effectuées sur les prisonniers par des médecins allemands en dehors de tout protocole scientifique et en dépit de tout respect pour l'être humain. Le plus célèbre de ces « médecins » reste sans nul doute le Docteur Josef Mengele qui dirigeait le service médical du camp de concentration d'Auschwitz où il procéda à des expérimentations sur les jumeaux et sur les personnes atteintes de malformations. Selon l'idéologie nazie, une meilleure connaissance des jumeaux aurait permis d'occuper « l'espace vital » nécessaire au peuple allemand de façon beaucoup plus rapide.

Le procès des médecins nazis impliqués dans les expérimentations sur les prisonniers des camps de concentration s'ouvre le 9 décembre 1946. C'est le premier des 12 procès qui s'ouvre en zone d'occupation allemande. Le procès comporte 23 accusés dont 20 médecins.

La défense allemande s'articule autour de 7 axes [2] :

- le serment d'Hippocrate est obsolète,

- l'analogie des expérimentations nazies et de celles effectuées par les américains,

- la responsabilité du régime hitlérien,

- la qualité morale et l'excellente réputation des médecins allemands ont été mises en avant pour faire oublier les actes dont ils se sont rendus coupables,

- le souhait d'améliorer le sort de l'Humanité,

- les limites des modèles expérimentaux animaux,

- le souhait des prisonniers de se racheter des actes qu'ils ont commis.

Ce procès a mis en évidence le vide juridique qui entourait les essais cliniques sur l'être humain.

Les 23 accusés ont tous plaidé non coupables. Le jugement est rendu les 20 et 21 Août 1947. 7 accusés ont été acquittés, 16 ont été reconnus coupables et condamnés : 5 à la réclusion à perpétuité, 4 à de longues peines de prison, 7 à la peine de mort.

Le ministère public jugea nécessaire de produire un code international sur l'expérimentation sur l'être humain. **Le code de Nuremberg** était né.

Il s'agit de la liste des dix critères utilisés par le tribunal militaire international pour apprécier le caractère licite ou illicite des expérimentations humaines. Les voici énumérés ci-dessous :

- Il est essentiel d'obtenir le consentement volontaire du malade,

- L'essai entrepris doit être susceptible de fournir des résultats importants pour le bien de la société, qu'aucune autre méthode ne pourrait donner,

- L'essai doit être entrepris à la lumière d'expérimentation animale et des connaissances les plus récentes de la maladie étudiée,

- L'essai devra être conçu pour éviter toute contrainte physique ou morale,

- Aucun essai ne devra être entrepris, s'il comporte un risque de mort ou d'infirmité sauf peut-être si les médecins eux-mêmes participent à l'essai,

- Le niveau de risque pris ne devra jamais excéder celui qui correspond à l'importance humanitaire du problème posé,

- Tout devra être mis en œuvre pour éviter tout effet secondaire à long terme après la fin de l'essai,

- L'essai devra être dirigé par des personnalités compétentes. Le plus haut niveau de soins et de compétence devra être exigé pour toutes les phases de l'essai,

- Pendant toute la durée de l'essai, le malade volontaire aura la liberté de décider d'arrêter l'essai si celui-ci procure une gêne mentale ou physique, ou si de quelque autre façon la continuation de l'essai lui paraît impossible,
- L'expérimentateur doit se préparer à arrêter l'essai à tout moment s'il a des raisons de croire, en toute bonne foi et après avoir pris les avis les plus compétents, que la continuation de l'essai risque d'entrainer la mort ou une infirmité aux malades.

Pour permettre de juger les médecins nazis, le code de Nuremberg a repris les principes éthiques reconnus à l'époque concernant la recherche médicale.

2. La déclaration d'Helsinki

Créée en 1947, l'association médicale mondiale (AMM) est une organisation humanitaire qui s'efforce de promouvoir l'éthique dans le cadre de la recherche médicale. Elle travaille en collaboration étroite avec l'organisation mondiale de la santé (OMS) [3].

En 1964, elle adopta **la déclaration d'Helsinki**. Cette déclaration reprend le code de Nuremberg et émet des principes éthiques applicables à la recherche médicale impliquant des êtres humains.

Ce n'est pas un texte juridique mais une base éthique sur laquelle tout médecin doit s'appuyer pour conduire un essai clinique sur l'être humain.

Extraits de la déclaration d'Helsinki :

1. L'Association Médicale Mondiale (AMM) a élaboré la Déclaration d'Helsinki comme un énoncé de principes éthiques applicables à la recherche médicale impliquant des êtres humains, y compris la recherche sur du matériel biologique humain et sur des données identifiables. La Déclaration est conçue comme **un tout indissociable**. Aucun paragraphe ne peut être appliqué sans tenir compte de tous les autres paragraphes pertinents.

2. Cette Déclaration s'adresse principalement aux médecins. L'AMM invite cependant les autres participants à la recherche médicale impliquant des êtres humains à adopter ces principes.

3. Le devoir du médecin est de promouvoir et de sauvegarder la santé des patients, y compris celle des personnes impliquées dans la recherche médicale. Le médecin consacre son savoir et sa conscience à l'accomplissement de ce devoir.

4. La Déclaration de Genève de l'AMM engage les médecins en ces termes : « La santé de mon patient prévaudra sur toutes les autres considérations » et le Code International d'Ethique Médicale déclare qu'un « médecin doit agir dans le meilleur intérêt du patient lorsqu'il le soigne ».

5. Le progrès médical est basé sur la recherche qui, en définitive, doit comprendre des études impliquant des êtres humains. Des possibilités appropriées de participer à la recherche médicale devraient être offertes aux populations qui y sont sous- représentées.

6. Dans la recherche médicale impliquant des êtres humains, le bien-être de chaque personne impliquée dans la recherche doit prévaloir sur tous les autres intérêts.

7. L'objectif premier de la recherche médicale impliquant des êtres humains est de comprendre les causes, le développement et les effets des maladies et d'améliorer les interventions préventives, diagnostiques et thérapeutiques (méthodes, procédures et traitements). Même les meilleures interventions courantes doivent être évaluées en permanence par des recherches portant sur leur sécurité, leur efficacité, leur pertinence, leur accessibilité et leur qualité.

8. Dans la pratique médicale et la recherche médicale, la plupart des interventions comprennent des risques et des inconvénients.

9. La recherche médicale est soumise à des normes éthiques qui promeuvent le respect de tous les êtres humains et qui protègent leur santé et leurs droits. *Certaines populations faisant l'objet de recherches sont particulièrement vulnérables et ont besoin d'une protection spéciale. Celles-ci incluent les personnes qui, d'elles-mêmes, ne sont pas en mesure de donner ou de refuser leur consentement et celles qui peuvent être vulnérables à la coercition ou à des influences indues.*

10. Dans la recherche médicale impliquant des êtres humains, les médecins devraient tenir compte des normes et standards éthiques, légaux et réglementaires applicables dans leur propre pays ainsi que des normes et standards internationaux. Les protections garanties par la présente Déclaration aux personnes impliquées dans la recherche ne

peuvent être restreintes ou exclues par aucune disposition éthique, légale ou réglementaire, nationale ou internationale [4].

La déclaration d'Helsinki constitue encore aujourd'hui la base éthique sur laquelle doivent s'appuyer les pays pour rédiger des codes de conduite sur la recherche biomédicale. La dernière version de la déclaration d'Helsinki date de 2008.

Plusieurs parties de la déclaration sont intéressantes :

• Le point 17 de cette déclaration stipule que la recherche médicale impliquant une population défavorisée ou vulnérable **se justifie uniquement** si la recherche **répond aux besoins et priorités sanitaires de cette population ou communauté** et si, selon toute vraisemblance, **les résultats de la recherche seront bénéfiques à cette population ou communauté.**

D'ailleurs depuis 1995, l'OMS, grâce à son programme HIPP (H*ealth In Prisons Programme;* programme pour la santé en prison) s'efforce de guider les pays à réduire les inégalités qui existent entre la population carcérale et la population générale [5].

• Le point 26 précise quant à lui que, lorsque le médecin sollicite le consentement éclairé d'une personne pour sa participation à une recherche, il devrait être particulièrement attentif lorsque cette dernière est dans une **relation de dépendance** avec lui ou pourrait **donner son consentement sous la contrainte.**

Dans ce cas, le consentement éclairé devrait être sollicité par une personne qualifiée en la matière et complètement indépendante de cette relation même si la recommandation R(98)7 du Conseil de l'Europe concernant les aspects éthiques et organisationnels des soins de santé en milieu pénitentiaire stipule que le personnel de santé devrait pouvoir exercer son activité en toute indépendance dans la limite de ses qualifications et de ses compétences.

• Le point 35, enfin, indique que dans le cadre du traitement d'un patient, faute d'interventions avérées ou faute d'efficacité de ces interventions, le médecin, après avoir sollicité les conseils d'experts et **avec le consentement éclairé du patient** ou de son représentant légal, peut recourir à une **intervention non avérée** si, selon son appréciation professionnelle, **elle offre une chance de sauver la vie, rétablir la santé, ou alléger les souffrances du patient**.
Dans toute la mesure du possible, cette intervention devrait faire l'objet d'une recherche pour en évaluer la sécurité et l'efficacité. Dans tous les cas, les nouvelles informations devraient être enregistrées et, le cas échéant, rendues publiques.

II. Bases historiques aux Etats-Unis

Le code de Nuremberg n'y eut que peu d'écho. A Tuskegee dans l'Alabama, une étude portant sur l'évolution de la syphilis non traitée chez des patients afro-américains s'est déroulée de 1932 à 1972 [6]. Avant la découverte de la pénicilline, les traitements contre la syphilis étaient très toxiques. Au départ, cette étude avait pour but de savoir si l'abstention thérapeutique ne permettrait pas d'allonger la durée de vie des patients atteints de syphilis. Pourtant, depuis 1943, la pénicilline était disponible pour le traitement de cette maladie. Aucun des patients ne reçut de traitement. Ces individus n'avaient pourtant pas donné leur consentement éclairé, stipulé dans le code de Nuremberg. Ce concept n'existait pas dans le droit américain. En 1979, suite aux révélations concernant cette étude, le HEW (*Department of Health, Education and Welfare* ; Département de la Santé, de l'éducation et des services sociaux des États-Unis) révisa ses règles en matière de protection de l'individu dans les essais cliniques. Le HEW publia le rapport de la commission chargée de revoir les règles de bioéthique : *Ethical Principles and Guidelines for the Protection of Human Subjects of Research* ; principes éthiques et lignes directrices pour la protection de l'être humain dans la recherche ou « rapport Belmont » [7].

Le rapport Belmont établit 3 principes éthiques fondamentaux :

#1 Le respect de la personne

Les individus sont considérés comme des personnes autonomes. Les personnes dont l'autonomie est diminuée doivent être mises sous protection. L'autonomie se définit comme le respect des opinions d'une personne autonome. Aller à l'encontre de l'autonomie d'une personne, c'est refuser sa liberté d'agir ou ne pas délivrer l'information nécessaire à un jugement réfléchi. L'autonomie doit pouvoir être réévaluée tout au long de l'étude car celle-ci peut se modifier.

Le statut particulier des prisonniers est ici évoqué :

« La participation de prisonniers en tant que sujets de recherche en est un exemple instructif. D'un côté, il semble que le principe du respect de la personne exige de ne pas priver les prisonniers de la possibilité de se porter volontaires pour la recherche. D'un autre côté, dans des conditions d'incarcération, ils peuvent être forcés subtilement ou poussés excessivement à s'engager dans des activités de recherche pour lesquelles ils ne se seraient pas portés volontaires autrement. Le respect de la personne dicterait donc la protection des prisonniers. Autoriser les prisonniers à se porter volontaires ou les protéger présente un dilemme. Respecter la personne, dans la plupart des situations difficiles, réside souvent dans un équilibre entre des demandes concurrentes exhortées par le principe du respect lui-même [8].»

Il n'est nullement question d'interdire à un patient privé de liberté de participer à un essai clinique, mais celui-ci doit se faire en l'absence de contrainte.

Le principe de respect de la personne signifie qu'elle a le libre choix de participer à l'étude et, si elle l'accepte, doit donner son consentement. Celui-ci doit inclure 3 éléments : information, compréhension et participation volontaire.

#2 *Le principe de bienfaisance*

Le principe de bienfaisance signifie d'abord ne pas nuire à l'individu, éviter au maximum les dommages possibles et, enfin, apporter le plus de bénéfice à la personne. Il ne s'agit au final ni plus ni moins que d'évaluer la balance bénéfice-risque.

#3 *La justice*

« Traiter les gens égaux de manière égale »

La sélection des patients dans une étude doit se faire de façon aléatoire dans tous les types de population. Le principe de justice veut que les avantages de la recherche médicale ne servent pas qu'à ceux qui peuvent se les offrir et que la recherche ne doit pas entrainer un biais de sélection envers les personnes qui ne pourraient pas bénéficier des retombées avantageuses de cette recherche.

Ainsi, la sélection des individus doit se faire de façon équitable.

De ces 3 principes, il en découle donc la problématique du consentement libre et éclairé, de l'évaluation de la balance bénéfice risque, et de la sélection des sujets participants à la recherche.

III. Bases historiques dans les nouveaux pays indépendants

Le conseil des organisations internationales des sciences médicales (CIOMS) est une organisation non gouvernementale internationale qui entretient des relations officielles avec l'Organisation mondiale de la Santé (OMS). Elle a été fondée en 1949 par l'OMS et l'UNESCO [9].

A la fin des années 70, de nombreux pays acquirent leur indépendance. Ils commencèrent à vouloir créer leur propre système de santé. Le rôle du CIOMS était donc de promouvoir et de pouvoir mettre en place les règles éthiques dans ces nouveaux pays en fonction de leur culture, des conditions socioéconomiques et de leur législation en vigueur.

En 1982, en se basant sur la déclaration d'Helsinki, le CIOMS édita les lignes directrices internationales d'éthique sur la recherche biomédicale impliquant des sujets humains. La problématique spécifique de la personne privée de liberté a été soulevée dans la *« Ligne directrice 9 » :*

Limitations spécifiques du risque lorsque la recherche implique des personnes incapables de donner un consentement éclairé :

Lorsque des recherches impliquant des personnes incapables de donner un consentement éclairé se justifient d'un point de vue éthique et scientifique, le risque lié aux interventions qui ne laissent pas escompter de bénéfice direct pour le sujet lui-même ne doit pas être plus probable et plus important que le risque afférent à un examen médical ou psychologique de routine de ces personnes. Une augmentation légère ou mineure de ce risque peut être autorisée si cela est justifié par un intérêt scientifique ou médical majeur et qu'un comité d'éthique y a consenti.

La norme du faible risque. : Certains individus ou groupes peuvent n'être que partiellement en mesure de donner un consentement éclairé soit parce que, comme c'est le cas des détenus, leur autonomie est restreinte, soit parce que leur capacité cognitive est limitée. Dans le cas des recherches impliquant des personnes incapables de donner leur consentement ou dont la capacité à faire un choix éclairé risque de ne pas pleinement satisfaire à la norme applicable en matière de consentement éclairé, les comités d'éthique doivent faire la distinction entre les risques liés aux interventions non supérieures à ceux qu'entraînerait un examen médical ou psychologique de routine des personnes en cause, et les risques qui sont plus grands.

Lorsque les risques liés à ce type d'intervention ne dépassent pas ceux qu'entraînerait un examen médical ou psychologique de routine des personnes en cause, aucune mesure particulière de protection, tant par rapport à l'objet de la recherche qu'à ses modalités, n'est nécessaire sauf celles qui sont en général exigées pour toutes les recherches impliquant des membres appartenant à cette catégorie de personnes. Lorsque les risques sont supérieurs, le comité d'éthique doit s'assurer :

1) que la recherche est conçue de manière à répondre à la maladie affectant les sujets pressentis ou à une pathologie à laquelle ils sont particulièrement sensibles;
2) que les risques liés aux interventions ne sont que légèrement supérieurs aux risques afférents à un examen médical ou psychologique de routine des personnes en cause pour la pathologie ou l'ensemble des conditions cliniques à l'étude;
3) que l'objectif de la recherche est suffisamment important pour justifier l'exposition des sujets à un risque accru;
4) que les interventions sont raisonnablement comparables aux interventions cliniques auxquelles les sujets ont été soumis ou risquent d'être soumis du fait de la pathologie à l'étude.

Si ces sujets d'expérimentation, y compris des enfants, acquièrent dans le courant de l'étude la capacité de donner un consentement éclairé indépendant, leur consentement à continuer à participer à l'étude doit être obtenu.

On observe qu'il n'existe pas de définition précise avérée au plan international de l'expression «augmentation légère ou mineure» par rapport aux risques afférents à un examen médical ou psychologique de routine des personnes en cause. Sa signification dépend de ce que différents comités d'éthique ont signalé comme étant la norme. On peut citer à titre d'exemple les ponctions lombaires supplémentaires chez des enfants présentant une pathologie pour laquelle ces examens sont en théorie prescrits dans la pratique clinique. La disposition selon laquelle l'objectif de la recherche doit être en rapport avec la maladie ou la pathologie affectant les sujets pressentis exclut le recours à pareilles interventions chez des enfants en bonne santé.

Exiger que les interventions menées dans le cadre d'une recherche correspondent raisonnablement aux interventions cliniques auxquelles les sujets ont pu être soumis ou risquent d'être soumis du fait de la pathologie à l'étude permet aux participants de s'appuyer sur leur expérience personnelle pour accepter ou refuser des procédures supplémentaires à des fins de recherche. Leurs choix seront donc plus éclairés même s'il n'est pas pleinement satisfait à la norme applicable au consentement éclairé.

La *« Ligne directrice 12 »* définit quant à elle la notion de **Répartition équitable des contraintes et des bénéfices dans le choix des groupes de sujets de recherche.**

Les groupes ou communautés invités à participer à des recherches doivent être sélectionnés de manière à ce que les contraintes et les bénéfices de la recherche soient répartis de manière équitable.

L'exclusion de groupes ou communautés qui pourraient tirer parti d'une participation à l'étude doit être justifiée.

Les groupes démunis ont été excessivement sollicités car ils sont disposés à servir de sujets en échange d'une rémunération relativement modeste. Les détenus ont été considérés comme des sujets idéaux pour les études pharmaceutiques de phase 1 du fait de leur vie hautement surveillée et, souvent, de leur situation économique difficile.

Le recours excessif à certains groupes tels que les pauvres ou les personnes accessibles sur un plan administratif est injuste pour plusieurs raisons. Il est injuste de recruter de manière sélective des personnes démunies pour servir de sujets de recherche parce qu'il est plus facile de les convaincre de participer aux recherches en échange d'une modeste rémunération. Dans la plupart des cas, ces personnes seraient appelées à subir les contraintes de la recherche pour que d'autres plus aisées puissent en bénéficier. **Toutefois, si les contraintes afférentes à la recherche ne doivent pas incomber de manière disproportionnée aux groupes défavorisés, ces derniers ne doivent pas non plus se trouver catégoriquement exclus des protocoles de recherche.** Il ne serait pas injuste de recruter de manière sélective des pauvres comme sujets pour des recherches visant à résoudre des problèmes répandus dans ce groupe de population – la malnutrition par exemple. Les mêmes considérations s'appliquent aux groupes placés en institutions ou à ceux dont le choix par les investigateurs est, pour d'autres raisons, commode d'un point de vue administratif.

Le risque de faire l'objet d'une utilisation excessive en tant que sujets expérimentaux n'est pas limité à certains groupes mais touche aussi des communautés et des sociétés entières. Cela a particulièrement de chance de se produire dans les pays ou communautés dont les systèmes de protection des droits et du bien-être des sujets humains participant à une recherche ne sont pas suffisamment développés. Ce recours excessif est particulièrement contestable lorsque les populations ou les communautés en question supportent les contraintes afférentes à leur participation mais ont extrêmement peu de chance de profiter un jour des bénéfices découlant des nouvelles connaissances et produits issus de la recherche.

Enfin, la *« Ligne directrice 13 »* a trait à la **recherche impliquant des personnes vulnérables.**

Une justification particulière est nécessaire pour inviter des personnes vulnérables à être sujets d'une recherche et, si elles sont choisies, les mesures visant à protéger leurs droits et leur bien-être doivent être strictement appliquées.

D'autres groupes ou catégories de personnes peuvent également être considérés comme vulnérables. Il s'agit notamment des pensionnaires des maisons de retraite, des personnes recevant des prestations ou une aide sociale et d'autres personnes démunies ainsi que les chômeurs, les patients des services d'urgence, certains groupes ethniques et raciaux minoritaires, les sans-abri, les nomades, les réfugiés ou les personnes déplacées, **les détenus**, les patients atteints d'une maladie incurable, les personnes sans représentation politique et les membres de communautés non familières avec les notions médicales modernes. Lorsque ces personnes et d'autres catégories de personnes ont des attributs s'apparentant à ceux des catégories identifiées comme vulnérables, la nécessité de mesures de protection spéciale de leurs droits et de leur bien-être doit être examinée et les mesures appliquées, le cas échéant.

Les personnes atteintes de maladies graves, potentiellement incapacitantes ou risquant d'entraîner la mort, sont extrêmement vulnérables. Les médecins recourent parfois pour traiter ces patients à des médicaments ou autres traitements dont la mise sur le marché n'est pas encore autorisée car les études visant à établir leur sécurité et leur efficacité ne sont pas encore achevées. Cela est conforme au paragraphe 32 de la Déclaration d'Helsinki : «*Lorsque au cours d'un traitement, les méthodes établies (…) s'avèrent inexistantes ou insuffisamment efficaces, le médecin, avec le consentement éclairé du patient, doit pouvoir recourir à des méthodes non éprouvées ou nouvelles s'il juge que celles-ci offrent un espoir de sauver la vie, de rétablir la santé ou de soulager les souffrances du malade*». Ce type de traitement, dit d'«usage compassionnel», n'entre pas à proprement parler dans la catégorie de la recherche mais peut contribuer aux recherches entreprises sur la sécurité et l'efficacité des interventions utilisées.

Une prise de conscience globale s'est logiquement effectuée dans le monde suite aux révélations d'essais cliniques réalisés loin des chemins encore non balisés de la bioéthique. Mais le statut particulier des personnes privées de liberté est systématiquement évoqué dans les recommandations éthiques, preuve qu'il s'agit là d'un sujet épineux. Malgré tout, il ne semble, si l'on s'en réfère à ces textes « historiques », n'être à aucun moment question de les exclure systématiquement de la recherche biomédicale, comme cela semble actuellement le cas. La mise en place de recommandations éthiques devrait donc être la première étape d'un processus visant à conduire à une législation. Comment ces recommandations éthiques sont- elles retranscrites d'un point de vue législatif en Europe, en France et aux Etats-Unis?

CHAPITRE 2 : CADRE LEGISLATIF

I. Cadre législatif en France et en Europe

1. *La loi Huriet-Sérusclat*

La loi Huriet-Sérusclat est la première loi encadrant la recherche biomédicale en France. La protection de la personne est au centre de cette loi. Elle distingue la recherche avec bénéfice thérapeutique direct et la recherche sans finalité thérapeutique directe :

Article L209-1

« Les recherches biomédicales dont on attend un bénéfice thérapeutique direct pour la personne qui s'y prête sont des recherches à finalité thérapeutique directe. Toutes les autres recherches, qu'elles portent sur des personnes malades ou non, sont sans finalité thérapeutique directe [10]. »

La recherche sans bénéfice individuel direct veut dire que la personne ne peut espérer un bénéfice immédiat.

La recherche avec bénéfice individuel direct se définit comme un bénéfice immédiat ; par exemple : l'efficacité d'un nouveau médicament.

Les personnes privées de liberté sont **exclues** des essais sans bénéfice individuel direct, en référence à l'article ci-après :

Article L209-5

« Les personnes privées de liberté par une décision judiciaire ou administrative [*détenus, internés*] ne peuvent être sollicitées pour se prêter à des recherches biomédicales [*interdiction*] que s'il en est attendu un bénéfice direct et majeur pour leur santé [10].»

2. *Le Comité pour la prévention de la torture*

Depuis la signature du traité de Londres le 5 mai 1949, le conseil de l'Europe établit régulièrement des recommandations qui doivent être ensuite retranscrites législativement par chaque état membre.

Le conseil de l'Europe a écrit la Convention européenne pour la prévention de la torture et des peines ou traitements inhumains ou dégradants. Elle est entrée en vigueur en 1989. Elle a été ratifiée par les 47 états membres de l'Europe. Cette convention crée le comité pour la prévention de la torture (CPT). Le CPT a un rôle préventif dans la lutte contre les mauvais traitements envers les personnes privées de liberté. Le CPT fait partie intégrante de la protection des droits de l'homme du conseil de l'Europe.

Le troisième rapport général d'activité du CPT plaide en faveur de la recherche sur les personnes privées de liberté [11] :

Point 48 : « En ce qui concerne la participation de détenus à la recherche médicale, il est évident qu'une approche très prudente s'impose, étant donné le risque que leur accord ne soit faussé par la situation pénale. Des garanties doivent exister afin de s'assurer que tout détenu concerné a donné son consentement libre et éclairé ».

« Les règles appliquées doivent être celles du milieu libre, avec intervention d'une commission d'éthique. Le CPT souhaite ajouter qu'il est **favorable à la recherche** concernant la pathologie ou l'épidémiologie carcérale ou d'autres aspects propres à la condition des détenus. »

3. *Recommandations du Conseil de l'Europe*
Durant les années 1990, le conseil de l'Europe a publié des recommandations sur la recherche médicale et les soins en milieu pénitentiaire.

On peut retenir :

- La Recommandation R(90)3 sur la recherche médicale sur l'être humain
Principe 7 : Les personnes privées de liberté ne peuvent faire l'objet d'une recherche médicale que s'il en est attendu un bénéfice direct significatif pour la santé [12].

- La Recommandation R(93)6 concernant les aspects pénitentiaires et criminologiques du contrôle des maladies transmissibles et notamment du sida, et les problèmes connexes de santé en prison [13].
« Les personnes privées de liberté ne peuvent faire l'objet de recherches médicales que si celles-ci permettent d'attendre un **bénéfice direct significatif** pour leur santé. Les principes éthiques en matière de recherche sur les êtres humains devraient être strictement appliqués, particulièrement en ce qui concerne le consentement éclairé et la confidentialité. Toutes les recherches menées en prison devraient être soumises à **l'approbation d'une commission d'éthique** ou à une autre procédure garantissant le respect de ces principes.

La recherche sur la prévention, le traitement et la prise en charge des maladies transmissibles parmi la population pénitentiaire devraient être **encouragés** à condition qu'une telle recherche apporte des informations qui ne soient pas disponibles dans des recherches menées dans la communauté. Les détenus devraient avoir le même accès aux traitements nouveaux que les personnes vivant dans la communauté pour toutes les maladies liées au VIH/sida. Une surveillance épidémiologique concernant le VIH/sida, y compris le dépistage anonyme non corrélé, ne peut être envisagée que si de telles méthodes sont utilisées dans la communauté et si leur application à la population pénitentiaire est susceptible de s'avérer bénéfique pour les détenus. Les détenus devraient être informés en temps utile de l'existence de toutes les études épidémiologiques menées dans la prison où ils se trouvent. La publication et la communication des résultats des recherches doivent garantir une confidentialité entière sur l'identité des détenus qui ont participé à de telles études. »

- La Recommandation R(98)7 est intéressante puisqu'elle pose les bases des soins de santé en prison :

En préambule il est dit que les mêmes principes éthiques doivent s'imposer aussi bien à la population générale qu'à la population carcérale. Les prestations de santé et les mesures de prévention sanitaire doivent être les mêmes que dans la population générale. Le droit aux soins en prison permet l'accès à un médecin généraliste, un chirurgien-dentiste, un médecin spécialiste si besoin. Il est souligné le principe de **l'équivalence des soins** : la politique de santé carcérale est intégrée à la politique de santé nationale.

Cette recommandation est également relative aux aspects éthiques et organisationnels des soins de santé en milieu pénitentiaire [14].

Point 74. « La recherche médicale sur les personnes détenues devrait être menée conformément aux principes énoncés dans les recommandations R(87)3, sur les règles pénitentiaires européennes R(90)3 sur la recherche médicale sur l'être humain et R(93)6 concernant les aspects pénitentiaires et criminologiques du contrôle des maladies transmissibles et notamment du sida, et les problèmes connexes de santé en prison. »

4. *Directive européenne 2001/20/CE* [15]
La directive européenne concerne le rapprochement des dispositions législatives, réglementaires et administratives des États membres relatives à l'application de bonnes pratiques cliniques dans la conduite d'essais cliniques de médicaments à usage humain.

Article 5 : **Essais cliniques sur les incapables majeurs non en mesure de donner leur consentement éclairé légal.**

Selon le comité consultatif national d'éthique pour les sciences de la vie et de la santé, dans l'avis numéro 79 concernant la transposition en droit français de la directive européenne relative aux essais cliniques de médicaments, les prisonniers sont considérés comme des personnes « incapables » (Annexe 1) [16] .

Toutes les exigences pertinentes énumérées pour les personnes capables de donner leur consentement éclairé légal s'appliquent à d'autres personnes qui ne sont pas en mesure de donner un tel consentement. Outre ces exigences, la participation à un essai clinique des incapables majeurs qui n'ont pas donné ou pas refusé de donner leur consentement éclairé avant le début de leur incapacité n'est possible que si:

1) le consentement éclairé du représentant légal a été obtenu; ce consentement doit exprimer la volonté présumée du patient et peut être annulé à tout moment sans que ce dernier en pâtisse;

2) la personne qui n'est pas en mesure de donner un consentement éclairé légal a reçu des informations, en fonction de sa capacité de compréhension, au sujet de l'essai, des risques et des bénéfices;

3) le souhait explicite d'un sujet, capable de se former une opinion et d'évaluer ces informations, de refuser de participer à l'essai clinique ou d'en être retiré à tout moment est examiné par l'investigateur ou, le cas échéant, l'investigateur principal;

4) aucun encouragement ni avantage financier n'est accordé ;

5) cette recherche est essentielle pour valider des données obtenues dans des essais cliniques sur des personnes capables de donner leur consentement éclairé ou par d'autres méthodes de recherche et elle se rapporte directement à une condition clinique mettant la vie en danger, ou débilitante dont souffre l'incapable majeur concerné;

6) les essais cliniques ont été conçus pour minimiser la douleur, les désagréments, la peur et tout autre risque prévisible lié à la maladie et au niveau de développement; le seuil de risque et le degré d'atteinte sont expressément définis et constamment réexaminés;

7) **le protocole a été adopté par un comité d'éthique doté de compétences** quant à la maladie et à la population concernées, ou après consultation sur des problèmes cliniques, éthiques et psychosociaux liés à la maladie et à la population concernées;

8) **les intérêts du patient priment toujours ceux de la science et de la société**;

9) **il existe un espoir justifié que l'administration du médicament à tester offre un bénéfice plus grand que le risque pour le patient concerné ou ne présente aucun risque.**

5. *La loi française du 9 août 2004*

Cette directive européenne a été transposée en droit français par la loi du 9 août 2004 qui concerne la politique de santé publique [17]. Le chapitre 2 traite de la recherche biomédicale. On y retrouve :

« Art. L. 1121-6. - Les personnes privées de liberté par une décision judiciaire ou administrative, les personnes hospitalisées sans consentement en vertu des articles L. 3212-1 et L. 3213-1 qui ne relèvent pas des dispositions de l'article L. 1121-8 et les personnes admises dans un établissement sanitaire ou social à d'autres fins que celle de la recherche **ne peuvent être sollicitées pour se prêter à des recherches biomédicales que dans les conditions suivantes** :

« - soit l'importance du bénéfice escompté pour ces personnes est de nature à justifier le risque prévisible encouru ;

« - soit ces recherches se justifient au regard du bénéfice escompté pour d'autres personnes se trouvant dans la même situation juridique ou administrative à la condition que des recherches d'une efficacité comparable ne puissent être effectuées sur une autre catégorie de la population. Dans ce cas, les risques prévisibles et les contraintes que comporte la recherche doivent présenter un caractère minimal. »

La loi du 9 Août 2004 a été mise en application par le décret du 26/4/2006.

On retrouve directement dans le Code de Procédure Pénale les articles du code de santé publique évoquant le droit aux personnes privées de liberté de participer à la recherche biomédicale.

=> Article D363 du Code Pénal modifié par Décret n°2010-1635 du 23 décembre 2010 - art. 29 : « Conformément à l'article L.1121-6 du code de la santé publique, les détenus ne peuvent être sollicités pour se prêter à des recherches biomédicales que s'il en est attendu un bénéfice direct et majeur pour leur santé. Leur consentement est recueilli selon les modalités prévues par les articles L. 1122-1 et L. 1122-1-1 du même code [18]. »

En juillet 2012, le décret d'application de la convention pour la protection des droits de l'homme et de la dignité de l'être humain à l'égard des applications de la biologie et de la médecine portant sur les droits de l'homme et la biomédecine, signée à Oviedo le 4 avril 1997 [19], a été publié au journal officiel. Il souligne les conditions nécessaires à respecter pour effectuer une recherche sans bénéfice direct.

=> Article 17 : Protection des personnes qui n'ont pas la capacité de consentir à une recherche [20] :

1. Une recherche ne peut être entreprise sur une personne n'ayant pas, conformément à l'article 5, la capacité d'y consentir que si :

- Les conditions énoncées à l'article 16, alinéas 1 à 4, sont remplies,
- Les résultats attendus de la recherche comportent un bénéfice réel et direct pour sa santé,
- La recherche ne peut s'effectuer avec une efficacité comparable sur des sujets capables d'y consentir,
- L'autorisation prévue à l'article 6 a été donnée spécifiquement et par écrit,
- La personne n'y oppose pas de refus,

2. A titre exceptionnel et dans les conditions de protection prévues par la loi, une recherche dont les résultats attendus ne comportent pas de bénéfice direct pour la santé de la personne peut être autorisée si les conditions énoncées au paragraphe 1 ci-dessus ainsi que les conditions supplémentaires suivantes sont réunies :

- La recherche a pour objet de contribuer, par une amélioration significative de la connaissance scientifique de l'état de la personne, de sa maladie ou de son trouble, à l'obtention, à terme, de résultats permettant un bénéfice pour la personne concernée ou pour d'autres personnes dans la même catégorie d'âge ou

36

souffrant de la même maladie ou trouble ou présentant les mêmes caractéristiques

- La recherche ne présente pour la personne qu'un risque minimal et une contrainte minimale »

II. Aux Etats-Unis

Il a semblé utile de s'intéresser à la législation appliquée aux Etats-Unis, pays disposant de règles et règlements généraux permanents publiés dans le « *code of federal regulation* (CFR) » ou code des règlements fédéraux.

Le CFR est organisé en titres. Le titre 45 « *Public Welfare department of health and human services* » part 46 traite de la protection des êtres humains dans la recherche médicale. La sous-partie « C » est dédiée à la recherche sur la personne privée de liberté.

Compte tenu du statut particulier des prisonniers, il est bien explicité qu'il faut appliquer des règles supplémentaires pour que le consentement libre et éclairé soit respecté :

« *Inasmuch as prisoners may be under constraints because of their incarceration which could affect their ability to make a truly voluntary and uncoerced decision whether or not to participate as subjects in research, it is the purpose of this subpart to provide additional safeguards for the protection of prisoners involved in activities to which this subpart is applicable [21].* »

D'abord le comité d'éthique (« IRB » : *Institutional Review Board*) doit être composé de personnes indépendantes de la prison où l'étude se déroule. Il est également précisé les éléments suivants :

- Au moins une personne du comité doit être un prisonnier ou une personne les représentant et ayant déjà été impliqué dans une étude qui inclut des personnes privées de liberté.

- Aucun bénéfice secondaire ne doit être accordé aux prisonniers participants à l'étude.

- Les risques inhérents à la recherche doivent être les mêmes que pour une personne libre.

- La sélection des sujets doit être faite de façon aléatoire.

- Les informations doivent être données de façon à être comprises par la population

   carcérale (information éclairée et adaptée).

- La participation d'un prisonnier à un essai clinique ne doit pas remettre en cause sa

   liberté conditionnelle.

- Si un suivi médical ou des soins sont nécessaires au prisonnier, les frais de santé

   engagés ne sont pas du ressort du prisonnier.

Aux Etats-Unis, il existe même une *check-list* qui doit être remplie par l'investigateur de la recherche, s'il veut pouvoir inclure des patients privés de liberté (Annexe 2) [22].

CHAPITRE 3 : DISCUSSION

Au travers de cette revue des lois existantes, nous constatons finalement qu'il ne semble absolument pas interdit d'inclure des patients privés de liberté dans des protocoles d'essai clinique. Au contraire, au nom de l'équivalence des soins souvent évoquée, les recommandations éthiques semblent même l'encourager. Pourtant les patients détenus sont en pratique exclus de manière systématique des protocoles d'essai, même de phase 3 ou de phase 4, par tout Attaché de Recherche de Clinique qui se respecte (Annexe 3). Pourquoi ?

L'objectif de ce travail s'avère donc aussi bien de répondre à cette question en décrivant les écueils à l'inclusion des patients détenus, que de proposer en « solution » les situations dans lesquelles il semblera justifié de faire bénéficier au patient de cette inclusion.

I. Ecueils rencontrés lors de l'inclusion d'un patient détenu

1. *Le bénéfice direct*
Evidemment, si dans la majorité des textes législatifs mentionnés, le principe de l'équivalence de soin est mis en avant, force est de constater qu'il est tout aussi souvent cité la notion de bénéfice direct pour le patient comme critère principal d'inclusion. On comprend alors assez logiquement la difficulté pour les patients incarcérés de pouvoir participer à des essais de phase 1 voire de phase 2. En effet, pour pouvoir inclure un patient privé de liberté dans un essai clinique, la loi précise qu'il faut comme finalité un bénéfice escompté de nature à justifier le risque prévisible encouru. C'est pour cela que de principe, les patients privés

de liberté ne peuvent être inclus dans les essais de phase 1. Par contre, il est envisageable d'inclure des patients privés de liberté dans les études de phase 3 puisque les effets indésirables et la dose optimale du nouveau médicament sont connus grâce à la phase 2. Le risque prévisible est donc connu et est inférieur aux bénéfices escomptés.

Il faut néanmoins dichotomiser les différents types de recherches :

=> *Les essais randomisés en double aveugle*

Ce sont les essais cliniques qui ont le plus de valeur scientifique mais non accessibles aux patients incarcérés car le bénéfice y est aléatoire. Le but est de comparer l'efficacité d'un nouveau médicament par rapport à un placebo ou à un traitement de référence.

La randomisation conduit à obtenir que :

- le patient reçoit soit le placebo soit le nouveau médicament : si le patient reçoit le placebo, les risques encourus sont nuls, le bénéfice est nul ; si le patient reçoit le nouveau médicament qui s'avère être efficace, le bénéfice existe ; si il reçoit le nouveau médicament qui s'avère ne pas être supérieur au placebo, le bénéfice est nul.

- que le patient reçoit le médicament de référence ou le nouveau médicament : si il reçoit le traitement de référence, les bénéfices sont connus, si il reçoit le nouveau traitement, les bénéfices escomptés sont supérieurs au traitement de référence.

=> *Les protocoles hors essais randomisés en double aveugle*

Où les médicaments et/ou les traitements quels qu'ils soient (chirurgie, radiothérapie, hormonothérapie) ne changent pas mais ils sont administrés différemment (répartition des posologies ou de l'intervalle des jours de prises, comparaison chirurgie/radiothérapie versus chirurgie/hormonothérapie dans le traitement de certains cancers...). Les risques sont connus depuis longtemps puisque ce sont des médicaments anciens ou des traitements connus qui ont fait leurs preuves.

Avec un nouveau protocole, au pire on ne fait pas mieux, au mieux on peut obtenir un bénéfice sur la santé du patient. Cette « incertitude positive » doit profiter à l'inclusion du patient détenu.

Il ne semble donc exister aucune contre indication législative, théorique ou éthique à l'inclusion d'un patient privé de liberté dans un protocole d'essai de phase 3 ou 4 hors essai randomisé en double aveugle à partir du moment où il est sensé en tirer un bénéfice direct.

Est-ce que finalement l'ensemble du débat ne reposerait-il pas sur la possibilité de prouver que le bénéfice pour le patient inclus sera direct et certain ? Comment le savoir ? Bien entendu, si l'on était certain de l'efficacité du traitement, celui-ci ne serait manifestement plus en essai. Il n'est peut être tout simplement pas possible de répondre à cette question (si tant est qu'il sera possible un jour même hors essai d'y répondre totalement).

Reprenons les articles L209-1 et L209-5 de la loi Huriet :
La recherche sans bénéfice individuel direct veut dire que la personne ne peut espérer un bénéfice immédiat. La recherche avec bénéfice individuel direct se définit comme un bénéfice immédiat ; par exemple : l'efficacité d'un nouveau médicament.

Les personnes privées de liberté sont exclues des essais sans bénéfice individuel direct, en référence à l'article ci-après :

« Les personnes privées de liberté par une décision judiciaire ou administrative ne peuvent être sollicitées pour se prêter à des recherches biomédicales que s'il en est attendu un bénéfice direct et majeur pour leur santé »

On comprend donc qu'un patient détenu ne peut participer à un essai sans bénéfice individuel direct ou immédiat mais si le bénéfice n'est qu'escompté, est-ce suffisant ? La question pourrait se poser différemment : est ce qu'être sûr que le patient ne tirera pas d'avantage de bénéfice d'un traitement hors essai ne pourrait suffire à l'inclure dans un protocole d'essai clinique ? Il est plus aisé d'y répondre car le traitement de référence est connu ainsi que son éventuelle inefficacité.

Lorsqu'il n'existe plus d'alternative thérapeutique possible, proposer à un patient détenu son inclusion dans un protocole d'essai clinique de chimiothérapie se justifie aisément au vu des textes législatifs, le bénéfice thérapeutique ne pouvant qu'être supérieur en termes de guérison à une proposition de soins de supports exclusifs ou d'abstention thérapeutique. Ce principe pourrait tout à fait être étendu même en cas d'existence de traitement de référence compte tenu de la faible efficacité de certaines chimiothérapies hors essai dans certaines pathologies précises.

Prenons l'exemple de l'oncologie, spécialité où il existe le plus grand nombre de protocoles d'essais cliniques de chimiothérapie. Il est défini pour chaque pathologie un ou plusieurs traitements de référence de 1ère ligne, et un ou deux traitements de 2ème et de 3ème ligne. L'efficacité de ces dernières est en principe statistiquement inférieure à celle de la 1ère ligne de référence sinon celles-ci seraient évidemment proposées en première intention. Par ailleurs, l'efficacité des 1ère lignes hors essai est pour certaines pathologies déjà assez limitée (en oncologie thoracique, 50% des cancers bronchiques non à petites cellules progressent sous traitement de 1ère ligne). Par conséquent, il paraitrait tout à fait licite de pouvoir proposer également au patient détenu une perspective, même non certaine, de meilleur réponse thérapeutique que le traitement de référence hors essai.

2. La liberté totale de choix

Il est également primordial au vu des textes de pouvoir s'assurer d'une liberté totale du patient dans le choix de participer ou non à un essai. Si l'on se réfère à l'article D 363 du code de procédure pénale, le consentement libre doit être recueilli selon l'article L1122-1 du code de santé publique.

Il doit comprendre :

-L'objectif, la méthode et la durée de la recherche ;

-Les bénéfices attendus ;

-Les risques encourus ;

-Les alternatives médicales ;

-Les modalités de prise en charge médicale avant, pendant et après la fin de l'étude ;

-La possibilité de quitter l'étude à tout moment ;

-L'avis favorable du comité de protection des personnes ;

-L'avis favorable de l'agence nationale pour la sécurité du médicament et des produits de santé.

Mais compte tenu du statut particulier des patients privés de liberté, il paraît nécessaire d'ajouter quelques conditions indispensables de façon à le protéger lui, le promoteur et l'investigateur de l'étude.

- L'étude doit pouvoir apporter un bénéfice direct au patient détenu ou à un groupe d'individus vivant dans les mêmes conditions.

- Aucun bénéfice financier ou quelconque avantage pénal (remise de peine, aménagement de peine) ne doit être offert en contrepartie au patient se prêtant à l'étude. Il ne doit y avoir aucune interférence entre le statut pénal du patient et l'essai clinique et il faudrait s'assurer que le patient ne subit aucune contrainte de la part de l'environnement pénitentiaire.

- L'anonymisation complète du patient inclus, ce qui est le cas de la grande majorité des protocoles, mais également de son statut de détenu dans la rédaction des éléments d'information du dossier communiqué au promoteur.

- Le comité de protection des personnes doit pouvoir être composé de membres qui connaissent le milieu carcéral.

- Le médecin investigateur ne doit pas être le médecin pénitentiaire.

- Le secret médical doit absolument être préservé.

3. Un comité de protection des personnes inadapté

L'absence de connaissance du milieu pénitentiaire peut conduire à tort à une surprotection des personnes privées de liberté. En France, le comité de protection des personnes (CPP) doit être obligatoirement saisi avant le début d'un essai clinique. Il a été crée par la loi du 9 août 2004 sur la recherche biomédicale. Il est composé de 2 collèges. Le premier comporte 4 personnes ayant une connaissance approfondie en matière de recherche biomédicale, un médecin généraliste, un pharmacien hospitalier et un infirmier. Le deuxième comporte une personne qualifiée en éthique, un psychologue, un travailleur social, 2 personnes qualifiées en matière juridique et 2 représentants des associations agréées de malades et d'usagers du système de santé. Le CPP délivre un avis favorable ou défavorable quant à la tenue d'un essai clinique.

Le comité de protection des personnes devrait pouvoir intégrer des médecins spécialisés en éthique et connaissant parfaitement le milieu pénitentiaire. Ils donneraient alors leur aval à la non exclusion de principe d'une personne privée de liberté dans un essai clinique sous réserves des conditions supplémentaires décrites.

4. Limites organisationnelles

S'accorder à penser que les patients incarcérés doivent pouvoir bénéficier en théorie des mêmes possibilités thérapeutiques que la population générale est une chose. Organiser en pratique une telle prise en charge en détention en est une autre.

La santé de la personne privée de liberté n'est pas toujours sa priorité première. Son suivi médical peut être parfois chaotique et incomplet notamment lorsque la problématique pénale prend le pas sur la problématique médicale, le patient redevenant détenu. Par ailleurs, et indépendamment de cet état de fait, la mise en place des modalités de suivi d'un protocole d'essai peut s'avérer incompatible avec les possibilités organisationnelles du milieu carcéral.

Celui qui n'a pas exercé en médecine pénitentiaire ou travaillé en prison ne sait pas qu'il est parfois très difficile d'y réussir à appliquer le principe d'équivalence des soins. Toute prise en charge médicale est soumise à des contraintes sécuritaires. Qu'il s'agisse de recevoir un patient à un horaire précis en consultation en détention, de son extraction en consultation spécialisée sur le plateau technique du CHRU ou du CH de proximité, ou du suivi d'un calendrier de surveillance biologique, tout déplacement d'un patient en détention et évidemment hors de détention nécessitera la participation de l'administration pénitentiaire. Son transport mobilise une équipe d'escorte de surveillants pénitentiaires mais les effectifs ne sont pas suffisants pour garantir l'ensemble des besoins médicaux. Le délai de prise en charge médical en pâtira très souvent.

Or les protocoles d'essai clinique de chimiothérapie par exemple sont contraignants. Ils nécessitent un suivi aussi bien clinique que biologique. L'environnement pénitentiaire peut donc alors se révéler complètement inadapté à la prise en charge d'un patient dans un tel protocole. Son inclusion impliquera d'indispensables consultations répétées essentiellement dans le service investigateur de l'étude mais également des prélèvements biologiques et des examens para-cliniques (scanner, IRM, ponctions...) à des dates précises fixées par un calendrier dont il conviendra de respecter le déroulement. Autant de contraintes organisationnelles apparaitront très souvent incompatibles avec les modalités d'extraction du patient.

La solution serait évidemment que ces patients puissent bénéficier de leur prise en charge complète une fois inclus dans un protocole d'essai en UHSI mais encore faudrait-il que l'intéressé y accepte une hospitalisation prolongée. Par ailleurs, il existe en oncologie ou en hématologie par exemple de nombreux protocoles d'essai per os dont le but est d'être administré en ambulatoire.

II. Jurisprudence

Une fois avoir contourné ces contraintes, répondu aux questions indispensables que le cadre législatif nous oblige à nous poser, et organisé avec l'administration pénitentiaire la prise en charge logistique découlant de l'inclusion d'un patient incarcéré dans un protocole d'essai clinique de chimiothérapie par exemple, que risquons-nous si, au final, le patient n'avait pas tiré de bénéfice direct du traitement en comparaison à ceux dont il aurait pu bénéficier avec le traitement standard ?

Il n'existe à notre connaissance aucune jurisprudence ayant condamné un promoteur pour avoir inclus un patient privé de liberté dans un essai clinique. Etant donné que le consentement libre et éclairé est le socle de toute inclusion, si celui-ci est respecté, aucune plainte ne peut être déposée pour vice de consentement.

La loi punit par contre sévèrement le défaut de recueil de consentement libre et éclairé :

Selon l'article 223-8 du code pénal :

"Le fait de pratiquer ou de faire pratiquer sur une personne une recherche mentionnée aux 1° ou 2° de l'article L. 1121-1 du code de la santé publique sans avoir recueilli le consentement libre, éclairé et, le cas échéant, écrit de l'intéressé, des titulaires de l'autorité parentale ou du tuteur ou d'autres personnes, autorités ou organes désignés pour consentir à la recherche ou pour l'autoriser, dans les cas prévus par le code de la santé publique, est puni de trois ans d'emprisonnement et de 45 000 € d'amende [23]."

Cette peine est également applicable si le consentement a été retiré ou en cas d'absence de consentement en cas de recherche non interventionnelle.

Enfin, à l'inverse aucun médecin investigateur ni aucun promoteur n'a jamais été condamné pour n'avoir pas inclus un patient détenu dans une étude ou un protocole d'essai clinique. Il aurait évidemment pour cela fallu que le plaignant incarcéré (ou sa famille éventuellement en cas de décès de l'intéressé) ait été informé de l'existence du protocole.

III. Réelle nécessité de légiférer de nouveau sur le sujet ?

En France, dès qu'un évènement suscite un émoi, met en évidence une carence d'efficacité du système judiciaire ou autre, il est proposé de nouvelles lois concernant des sujets souvent déjà encadrés législativement. Les recommandations européennes sont très claires. Et, au nom de la souveraineté du droit européen, il serait utile d'informer la communauté médicale française de la possibilité d'inclure des patients privés de liberté dans un essai clinique.

Le 5 mars 2012 a été promulguée la loi dite « Jardé » relative à la recherche sur la personne humaine [24]. Aucune allusion n'est faite quant à la recherche sur les personnes privées de liberté.

Elle distingue trois types de recherche :

« 1. Les recherches interventionnelles qui comportent une intervention sur la personne non justifiée par sa prise en charge habituelle ;

« 2. Les recherches interventionnelles qui ne portent pas sur des médicaments et ne comportent que des risques et des contraintes minimes, dont la liste est fixée par arrêté du ministre chargé de la santé, après avis du directeur général de l'Agence nationale de sécurité du médicament et des produits de santé ;

« 3. Les recherches non interventionnelles dans lesquelles tous les actes sont pratiqués et les produits utilisés de manière habituelle, sans procédure supplémentaire ou inhabituelle de diagnostic, de traitement ou de surveillance. » ;

La loi Jardé va plus loin que la recherche impliquant l'essai de nouveaux médicaments, elle prend en compte également les recherches non interventionnelles. Hors, en juillet 2012, la commission européenne a publié une proposition de loi relative aux essais cliniques de médicaments à usage humain, qui remplacera la Directive 2001/20/CE. Cette future loi n'inclut que la recherche interventionnelle et entrera en vigueur en 2016 [25].

Il n'est pas question dans cette proposition de loi de recherche non interventionnelle. Les personnes privées de liberté y sont toujours mentionnées. Néanmoins, la loi Jardé ne devrait pas être suivie de son décret d'application, car allant au-delà des recommandations européennes.

Légiférer sur le sujet afin de clarifier les possibilités d'inclusion de personnes privées de liberté dans des protocoles d'essai clinique semble de toute façon bien moins utile au vu du cadre législatif actuel ne l'interdisant finalement pas, que d'informer les promoteurs et les investigateurs médicaux des essais sur leur champ d'action dans ce domaine. Tout praticien devrait simplement avoir à l'esprit qu'il est possible et envisageable concrètement d'inclure un patient détenu dans un protocole d'essai, et à partir de là, se poser quelques questions supplémentaires compte tenu du statut « particulier » du patient sur la pertinence d'une telle démarche.

IV. Aide décisionnelle au praticien

De l'ensemble de ces éléments, il nous a paru utile d'établir un questionnaire(tableau 1ci-après)récapitulant les conditions primordiales à remplir afin qu'un médecin puisse prendre la décision sereinement d'inclure un patient privé de liberté dans un protocole d'essai clinique sans se demander si il ne va pas à l'encontre d'un cadre législatif méconnu.

Si le praticien ne coche que des cases « oui », il ne semblera alors être retenu aucun élément l'empêchant d'inclure le patient.

Si une case « non » est cochée, il sera alors licite, sauf cas particulier, de s'abstenir de toute inclusion et de faire bénéficier au patient d'un protocole de soins standard hors essai à moins qu'il n'existe véritablement aucune autre alternative thérapeutique possible d'après les données scientifiques les plus récentes.

Si une case « sans réponse » était cochée, quelle qu'en soit la raison, l'inclusion du patient incarcéré devrait être discutée collégialement et laissée à la libre appréciation du promoteur.

Une consultation psychiatrique ou psychologique pourrait également être proposée de principe ou au cas par cas.

	OUI	NON	SANS REPONSE
Objectifs, méthodes et durée de la recherche expliqués au patient			
Consentement éclairé du patient			
Bénéfices directs attendus			
Risques encourus acceptables ou en tout cas inférieurs aux bénéfices escomptés			
Absence d'alternative médicale hors essai de bénéfice identique			
Modalités de déroulement du protocole réalisables en détention			
Possibilité de quitter l'essai à tout moment			
Aucun bénéfice autre que médical accordé au patient par l'inclusion dans le protocole d'essai			

Médecin investigateur différent du médecin pénitentiaire			

Tableau 1 : Conditions jugées indispensables à remplir afin de permettre l'inclusion d'un patient détenu dans un protocole d'essai clinique

CONCLUSION

Le but de ce travail était, à travers une revue de littérature législative, de s'opposer à l'idée reçue qu'il était impossible d'inclure un patient privé de liberté dans un protocole d'essai clinique. Très peu d'articles médicaux, pour ne pas dire aucun, ne traite du sujet.

L'inclusion d'un patient détenu dans un essai clinique, sous certaines conditions plus strictes que pour la population générale, devrait découler logiquement du principe de l'équivalence des soins dictée par l'Union Européenne. Comme le risque fait partie intégrante de la recherche médicale, mais qu'il est du devoir du médecin de le minimiser et d'en informer son patient, il serait anti-déontologique de ne pas pouvoir faire bénéficier à une personne incarcérée des avancées actuelles de la médecine. Si l'on excepte les essais de phase 1 et 2 et les études randomisées en double aveugle où le bénéfice direct pourra s'avérer aléatoire voire absent, le patient détenu devrait pouvoir être inclus dans tout protocole d'essai comme le patient qu'il était avant son incarcération et celui qu'il redeviendra une fois libéré.

Par ailleurs, d'un point de vue législatif, aucune loi n'interdit finalement la recherche biomédicale sur la personne privée de liberté. Au contraire, elle l'encadre. On constate en effet, au vu de l'ensemble des textes étudiés, que la loi a plus pour objectif de définir les situations où il semblerait licite de faire bénéficier à un patient privé de liberté d'une inclusion dans un essai clinique que d'empêcher celle ci. Aucune loi ne semble avoir vocation à aller à l'encontre de l'intérêt médical du patient incarcéré, et une « non interdiction » peut s'apparenter à une forme d'autorisation.

Malheureusement, cet état de fait s'avère largement méconnu de la communauté médicale. Il n'a pas été possible de savoir s'il était également méconnu des promoteurs d'études, très évasifs sur le sujet. Tout le problème est là car faire modifier les mentalités et les pratiques d'usage de nos confrères médecins investigateurs ou coordonateurs de protocole d'essai clinique est envisageable mais aucune personne privée de liberté ne sera inclus tant que l'item « patient détenu » continuera de constituer en soi un critère d'exclusion systématique spécifié dans les protocoles émanant des promoteurs. Sans tomber dans une paranoïa inappropriée, il est légitime de se demander si les promoteurs n'excluent tout simplement pas volontairement et en tout état de fait, les patients incarcérés de leurs protocoles d'essai clinique afin d'éviter de récupérer un trop grand nombre de dossiers incomplets et de données non étudiables car le patient n'aura pas pu honorer l'ensemble du suivi et/ou des investigations complémentaires nécessaires et prévues par le protocole (conséquence de son propre fait ou découlant de problèmes logistiques inhérents à l'organisation de l'administration pénitentiaire).

Que la population carcérale ne représente pas la population cible idéale recherchée par les promoteurs d'essai peut s'avérer concevable mais qu'elle soit exclue de principe de tout protocole thérapeutique ne l'est pas, ce d'autant que cela n'apparaît absolument pas justifié au vu du cadre législatif.

Il est évident que les conditions carcérales, parfois contraignantes dans une logique sécuritaire quant à l'accès au soin des détenus, continueront de constituer un frein à l'inclusion des patients privés de liberté dans des protocoles d'essai clinique mais l'enjeu sera au final de faire comprendre à l'ensemble de la communauté médicale et pharmaceutique que difficile ne veut pas dire impossible et que la recherche médicale ne peut se permettre d'exclure systématiquement une population autant atteinte, si ce n'est parfois plus, par les pathologies qu'elle cherche à soigner.

BIBLIOGRAPHIE

[1] Le Centre National de Gestion des Essais de Produits de Santé. Qui Sommes nous ? [En ligne]. http://www.cengeps.fr/fr/qui-sommes-nous. Consulté le 14/01/2013.

[2] HALIOUA B. - Le Procès des médecins de Nuremberg. *La revue du praticien.* mai 2010, Volume 60

[3] World medical association. Présentation de l'AMM. [En ligne]. http://www.wma.net/fr/60about/index.html. Consulté le14/10/2012.

[4] World medical association. Déclaration d'Helsinki de L'AMM - Principes éthiques applicables à la recherche médicale impliquant des êtres humains.[En ligne]. http://www.wma.net/fr/30publications/10policies/b3/. Consulté le 14/10/2012

[5] World health organisation. WHO health in prisons programme. [En ligne]. http://www.euro.who.int/en/health-topics/health-determinants/prisons-and-health/who-health-in-prisons-programme-hipp. Consulté le 14/10/2012.

[6] BERCHE P., LEFRERE JJ. - L'enquête Tuskegee sur la syphilis. *La Presse Médicale.* 2010, 39, (1324-1329)

[7] US Departement of Health and Human services. The Belmont report. [En ligne]. http://www.hhs.gov/ohrp/humansubjects/guidance/belmont.html. Consulté le 16/02/2013.

[8] The science of improving lives. Rapport Belmont : principes éthiques et directives concernant la protection des sujets humains dans le cadre de la recherche 1978. [En ligne].

http://www.fhi360.org/training/fr/RETC/pdf_files/FrenchBelmont.pdf. Consulté le16/02/2013.

[9] The Council for International Organizations of Medical Sciences. Lignes directrices internationales d'éthique pour la recherche biomédicale impliquant des sujets humains. [En ligne]. http://www.cioms.ch/images/stories/CIOMS/guidelines/french_text.ht m. Consulté le 22/01/2013.

[10] Le service public de diffusion du droit. Loi n° 88-1138 du 20 décembre 1988 relative à la protection des personnes qui se prêtent à des recherches biomédicales.[Enligne]. http://legifrance.gouv.fr/affichCodeArticle.do;jsessionid=100AD7F50 76674C33914F6BCC7B577EB.tpdjo14v_1?cidTexte=LEGITEXT00 0006072665&idArticle=LEGIARTI000006692595&dateTexte=20131 012&categorieLien=id#LEGIARTI000006692595. Consulté le 10/12/2012.

[11] Comité européen pour la prévention de la torture et des peines ou traitements inhumains ou dégradants. 3ème rapport annuel du CPT couvrant la période du 1er janvier au 31 décembre 1992. [En ligne]. http://www.cpt.coe.int/fr/annuel/rap-03.htm. Consulté le14/10/2012.

[12] Conseil de l'Europe. Recommandation du comité des ministres aux états membres concernant la recherche sur l'être humain. [En ligne]. https://wcd.coe.int/com.instranet.InstraServlet?command=com.instra net.CmdBlobGet&InstranetImage=569941&SecMode=1&DocId=590 274&Usage=2. Consulté le 15/03/2013.

[13] Conseil de l'Europe. Recommandations du comité des ministres aux états membres concernant les aspects criminologiques et pénitentiaires du contrôle des maladies transmissibles et notamment du SIDA et des problèmes connexes de santé en prison. [En ligne].

http://wcd.coe.int/com.instranet.InstraServlet?command=com.instra net.CmdBlobGet&InstranetImage=577549&SecMode=1&DocId=611 474&Usage=2. Consulté le 15/03/2013.

[14] Conseil de l'Europe. Recommandations du comité des ministres aux états membres concernant les aspects éthiques et organisationnels des soins de santé en milieu pénitentiaire. [En ligne]. http://wcd.coe.int/com.instranet.InstraServlet?command=com.instra net.CmdBlobGet&InstranetImage=530923&SecMode=1&DocId=463 372&Usage=2. Consulté le 15/03/2013.

[15] Journal officiel des communautés européennes. Directives 2001/20/CE du parlement européen et du conseil du 4 avril 2001. [En ligne]. http://eur- lex.europa.eu/LexUriServ/LexUriServ.do?uri=OJ:L:2001:121:0034:0 044:fr:PDF Consulté le 15/03/2013.

[16] Comité consultatif nationale d'éthique pour les sciences de la vie et de la santé. Avis 79 sur la transposition en droit français de la directive européenne relative aux essais cliniques de médicaments. [En ligne]. http://www.ccne- ethique.fr/sites/default/files/publications/avis079.pdf. Consulté le 17/03/2013.

[17] Le service public de diffusion du droit. LOI n° 2004-806 du 9 août 2004 relative à la politique de santé publique. [En ligne]. http://www.legifrance.gouv.fr/affichTexte.do?cidTexte=JORFTEXT0 00000787078&dateTexte=&categorieLien=id. Consulté le 02/04/2013.

[18] Le service public de diffusion du droit. Code de procédure pénale - Article D363. [Enligne].
http://www.legifrance.gouv.fr/affichCodeArticle.do;jsessionid=B5BE0 3604A253FBFBE686FC5ECE242BC.tpdjo14v_2?cidTexte=LEGITE XT000006071154&idArticle=LEGIARTI000023410886&dateTexte=2 0130705&categorieLien=id#LEGIARTI000023410886. Consulté le 02/04/2013.

[19] Le service public de diffusion du droit. Décret n° 2012-855 du 5 juillet 2012 portant publication de la convention pour la protection des droits de l'homme et de la dignité de l'être humain à l'égard des applications de la biologie et de la médecine : convention sur les droits de l'homme et la biomédecine, signée à Oviedo le 4 avril 1997. [En ligne].
http://www.legifrance.gouv.fr/affichTexte.do?cidTexte=JORFTEXT0 00026151968&dateTexte=&categorieLien=id%7C%23JORFSCTA0 00026151978. Consulté le 12/07/2013

[20] Conseil de l'Europe. Convention pour la protection des droits de l'homme et de la dignité de l'être humain à l'égard de la médecine et de la biologie : Convention sur les droits de l'homme et de la biomédecine. [En ligne].
http://conventions.coe.int/Treaty/fr/Treaties/Html/164.htm. Consulté le 02/04/2013.

[21] US Department of health and human services. Code of federal regulations, part 46 protection of human subjects. [En ligne].
http://www.hhs.gov/ohrp/humansubjects/guidance/45cfr46.html. Consulté le 22/05/2013.

[22] Rutgers the state university of New Jersey. Guidance research involving prisoner. [En ligne]. http://orsp.rutgers.edu/sites/orsp.rutgers.edu/files/Humans/Prisoner%20PI%20Checklist.doc. Consulté le 22/05/2013.

[23] Le service public de diffusion du droit. Article 223-8 du code pénal. [En ligne]. http://www.legifrance.gouv.fr/affichCodeArticle.do?idArticle=LEGIARTI000006417786&cidTexte=LEGITEXT000006070719&dateTexte=20110827. Consulté le 10/07/2013.

[24] Le service public de diffusion du droit. LOI n° 2012-300 du 5 mars 2012 relative aux recherches impliquant la personne humaine [En ligne]. http://www.legifrance.gouv.fr/affichTexte.do?cidTexte=JORFTEXT000025441587. Consulté le 10/07/2013.

[25] Site de la commission européenne. Proposition de règlement du parlement européen et du conseil relatif aux essais cliniques de médicaments à usage humain et abrogeant la directive 2001/20/CE. [En ligne]. http://ec.europa.eu/health/files/clinicaltrials/2012_07/proposal/2012_07_proposal_fr.pdf. Consulté le 10/07/2013.

ANNEXES

ANNEXE 1 : Avis n°79 concernant la définition du patient "incapable"

La question du patient "incapable" et de son représentant légal rejoint les difficultés au consentement rencontrées fréquemment en pathologie neurologique, gériatrique, psychiatrique et infantile ainsi que dans tout le champ de la médecine aiguë.

Ces cas regroupent des situations en fait hétérogènes. Ce peut être :

- Le cas des enfants mineurs qui mérite d'être considéré de manière spécifique[35]. Le consentement personnel du mineur apte à exprimer sa volonté, de même que son refus ou la révocation de son consentement doivent être expressément pris en compte, le recueil de sa volonté étant une exigence éthique qu'il convient de rappeler.
- Une personne bénéficiant d'une protection particulière, comme une femme enceinte[36].
- Un patient sous tutelle (qui s'exerce sur les biens et non sur les personnes), ou un prisonnier[37].
- de personnes incompétentes, dont l'incapacité chronique (induite par exemple par une maladie d'Alzheimer) impose des dispositions de protection particulières;
- ou de personnes pour lesquelles l'urgence nécessaire à la mise en route de la recherche (dont on espère qu'elle soit bénéfique pour le patient...) fait que le consentement ne peut en pratique être demandé à la personne. Selon l'article 209-9 de la loi Huriet, l'urgence était définie lorsque le patient "ne pouvait consentir", ce qui conduisait à demander à la famille (devenant de facto le "représentant légal" du patient) l'autorisation d'effectuer la recherche. Le corollaire de cette pratique pourrait aussi signifier qu'en l'absence de la famille, la recherche ne pouvait pas être débutée.

ANNEXE 2 :*Checklist for Research Involving Prisoners to be completed by Principal Investigator*

Protocol Title: _____

    Check here **[ ]** if the PI is a graduate student, and list the

    Faculty Advisor:_____

Summary of Findings and Recommendations

		YES	NO	N/A
1	Was this study previously submitted as non-prison research, and now requires review under Subpart C – research involving prisoners? (may be submitted as an amendment)			
2	Does the research involve individuals who may be determined to be at-risk, such as probationers, substance abusers, sexual offenders, children, etc.?			
3	Is the research an epidemiological research involving prisoners?			
4	Is the review an initial review of Subpart C – research involving prisoners requirements (i.e. prisoner research submitted for first-time review)?			
5	Does the research entail any possible advantages accrued to the prisoner through			

	their participation in the research that impairs their ability to weigh the risk/benefits of the participation in the limited choice environment that exists in a prison? This comparison is to be made with respect to the general living conditions, medical care, amenities and earning opportunities which exist in a prison. (46.305(a)(2)) Provide Rationale Below:			
6	Is this sufficiently detailed in the protocol application?			
7	Are the risks of the research commensurate with those that would be accepted by non-prisoner participants? (46.305(a)(3)) Provide Rationale Below:			
8	Is this sufficiently described in the protocol application?			
9	Is the selection of prisoner research participants fair and equitable and immune from arbitrary intervention by prisoner authorities? If not, has the PI provided sufficient justification for the implementation of alternative procedures? (46.305(a)(4)) Provide Rationale Below:			

10	Are these sufficiently detailed in the protocol application?			
11	Is the information presented to the prisoners in the Consent Form or Oral consent script done so in a language understandable by the participants? (46.305(a)(5))			
12	Does the Consent Form explicitly state to the subject that "Do not tell us any information about past or future crimes that are unknown to the authorities as we cannot guarantee confidentiality of that information. Additionally, I [the researcher] must report to the authorities information you tell me about harming yourself or other people, or any plans you have to escape."			
13	Does adequate assurance exist that parole boards will not take into account participation in the research when determining parole and that the prisoners were clearly informed of this prior to participation in the research?(46.305(a)(6))			
14	Is such an assurance documented in the protocol application? If not, you will need to explain why not below:			

15	Will there be a need for follow-up or care after the end of participation in the research? If so, have adequate measures been taken to provide care (taking into account the length of the prisoners' sentences)? (46.305(a)(7))			
16	Is this appropriately documented in the protocol application?			
17	Are there any control groups involving prisoners who may not receive direct benefit form the research? (If so, such research must be forwarded by the Rutgers IRB to OHRP for review by a panel of experts and comment will be sought by OHRP through placement in the Federal Register)			
18	Are there sufficient measures in place to ensure the confidentiality of the prisoners' participation in the research? This includes security of data, other individuals awareness of time spent in participation, etc...			
19	Are there existing treatments or services at the prison for the condition being evaluated/studied by the investigator? If yes, please explain below.			
20	If appropriate, describe below how risks			

	specific to the prison setting are minimized.			
21	Please describe in detail below or on a separate sheet how recruitment will take place in the prison/jail or location where the subject is housed. This is not necessary if the research is limited to data analysis.			
22	Describe what specific steps were taken to ensure that the Informed Consent Form includes information specific to the prisoner subject population. This is not necessary if the research is limited to data analysis.			
23	Will a Certificate of Confidentiality or similar confidentiality assurance (such as a Privacy Agreement from NIJ)be obtained for the research? If yes, please explain below.			
24	If the prisoner research site also conducts research, provide their OHRP Assurance number or indicate N/A.			
25	Is there a grant endorsement for this research?			
26	Is the research **conducted** or **funded** by DHHS?			
27	If yes, provide the DHHS grant award number:			

28	If yes, provide the DHHS funding agency name (e.g. NIH, NIMH, etc.):		
29	If yes, provide the funding agency grants/program officer name and contact information:		
30	If there is grant funding of any type, does the conduct outlined in the research proposal match the grant research proposal?		
31	Does the grant title match the protocol title?		
32	**Assessment of Risk**: Please explain the rationale for determining that this research presents either a) **no more** than minimal risk (*described in Subpart C as: "the probability and magnitude of* **physical or psychological** *harm that is normally encountered in the daily lives, or in the routine medical, dental, or psychological examination of healthy persons")* to the prisoner subjects **OR b)** *the rationale for why this research presents* **greater than** *minimal risk:*		

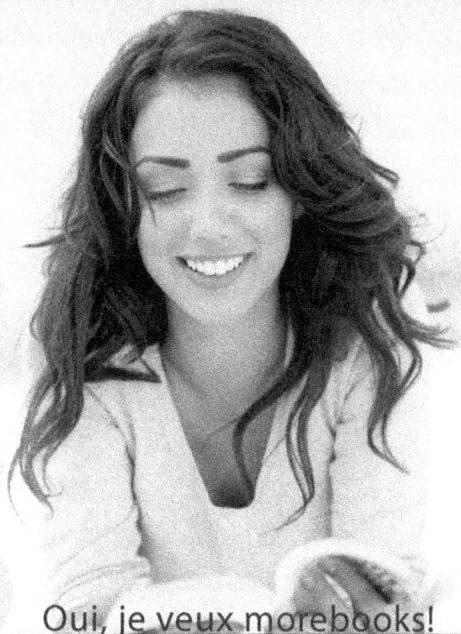

www.ingramcontent.com/pod-product-compliance
Lightning Source LLC
Chambersburg PA
CBHW020315220326
41598CB00017BA/1566